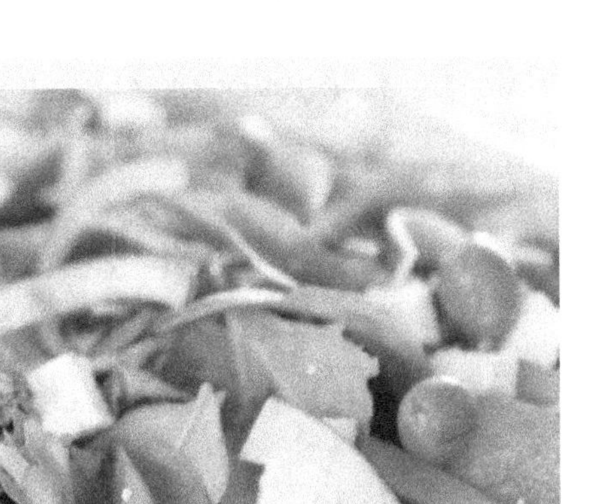

UN GUIDE
ALIMENTAIRE
SAIN

INTRODUCTION

Pour plusieurs raisons, l'une des choses les plus difficiles à faire pour un être humain est de bien manger. Que ce soit parce que nous avons limité l'accès aux actifs dans toutes les gammes ou au cas où c'est parce que nous avons fondamentalement trop accès aux aliments indésirables, il existe de nombreuses raisons pour lesquelles manger sainement peut être un défi.

Bien sûr, nous pouvons manger presque n'importe quoi et cela nous maintiendra. On veillera à passer d'une minute à la suivante et pouvoir se dire solide. Mais est il sain de se contenter d'une minceur d'aliments manipulés et de boissons sucrées ? Ce n'est pas parce que nous sommes vivants que nous sommes sains. Et plus nous devenons aguerris, plus nos terribles propensions commencent à nous rattraper.

Il est extrêmement important d'acquérir de solides propensions à manger tôt dans la vie, ou du moins, dès que possible pour anticiper l'apparition de problèmes futurs. Vous n'avez pas besoin de vous réveiller un jour et de vous rendre compte que vous souffrez d'une insuffisance de

suppléments depuis longtemps et que
cela entraîne des complications presque
farfelues à corriger. Nous devons tous
prendre plus de responsabilité pour ce
que nous mettons dans notre corps, car
si nous ne le faisons pas, cela peut
devenir très dangereux.

Bien sûr, lorsque nous sommes plus
âgés et que nous sommes prêts à
revoir nos ratés, la vision du passé
est de 20/20. Nous réalisons qu'il y a
des choses que nous aurions pu faire
et que nous aurions probablement dû
faire et que nous n'avons pas faites
parce que nous étions soit
inconscients des effets néfastes, soit
simplement paresseux. Juste avoir les
informations de base ne fait pas
fondamentalement à ce momentlà

quelque chose de soucieux de leur santé une réalité.

Pour l'essentiel, cela nous amène vraiment à découvrir ce qui peut arriver depuis des choix de bienêtre terribles récemment, nous sommes plus conscients de la façon dont nous traitons notre corps et notre bienêtre en général. Lorsque nous ne sommes pas en mesure de voir la réalité des résultats de nos activités, cela peut les faire se sentir

très éloigné et difficile à comprendre. Nous pouvons même les éliminer entièrement. Cela peut être un endroit vraiment affaiblissant pour vous découvrir. Surtout après que vous gérez actuellement les effets secondaires d'une alimentation pauvre et le besoin de manger moins.

Tout le monde mérite une chance de devenir la forme la plus importante d'eux mêmes imaginable, mais si nous ne reconnaissons pas vraiment le fait qu'une alimentation malheureuse peut nous faire dévier de la trajectoire, même dans la minute actuelle, à ce moment là, nous agitons finalement adieu au plus excellent avenir imaginable.

Mais tout cela va changer. En parcourant ce livre, vous visez à comprendre l'importance de manger solide et comment la nourriture affecte notre corps et nos capacités.

Sans comprendre exactement pourquoi notre corps réagit à la nourriture comme il le fait, il peut parfois être difficile de rester sur la bonne voie. Mais il existe de nombreuses façons de commencer à comprendre pourquoi manger des aliments sains est si important, et précisément comment commencer un voyage alimentaire sain. Ne perdons plus de temps. Nous devrions commencer à manger sainement aujourd'hui !

CHAPITRE 1 : POURQUOI MANGER SAINEMENT ?

Une alimentation solide est essentielle pour une partie des raisons. La plupart d'entre nous sont

désormais conscients du fléau grandissant du poids en Amérique du Nord. Typiquement particulièrement vrai des

États réunis en commun. Il existe même un express pour la façon dont de nombreux Américains mangent, qui s'appelle le Pitiful slim down.

SAD signifie nombre de calories américain standard, et fait allusion à un nombre de calories moo dans les légumes, riches en graisses et en sucre, et manquant de nourriture. Les aliments préparés sont incontestablement une partie des Pitoyables qui mangent moins. Ce sont des aliments bien accessibles et rapides à consommer et à planifier, mais qui ont des effets négatifs durables sur le bien être.

Si vous n'avez pas besoin de vous trouver gros, il est généralement considéré comme une bonne idée d'éviter de manger de tels aliments préparés et de vous concentrer sur la consommation de céréales complètes et de produits naturels, de légumes et de viande qui n'ont pas été traités avec des hormones et d'autres produits chimiques qui peuvent éventuellement se retrouver dans votre corps et causer des problèmes.

Tragiquement, en Amérique du Nord,
on nous donne une partie des choix à
relâcher quand il s'agit de planifier les
repas.

Nous avons tellement de choses qui
nous sont immédiatement accessibles,
et la somme d'argent qu'il suffit de
dépenser pour acheter de la mauvaise
nourriture est beaucoup moins
importante à ce moment là que
pour acheter de la bonne nourriture. Il
semble étrange qu'il en coûte plus cher
d'acheter des aliments naturels que
d'acheter des aliments qui finiront par
causer des problèmes de santé à long
terme, mais c'est le spectacle de
l'offre et de la demande.

Pas pour ainsi dire, mais les aliments transformés sont produits en masse et procurent un avantage colossal en raison de leur commodité. C'est pourquoi, à bien des égards, la peste du poids en Amérique du Nord n'est pas particulièrement choquante. La nutrition n'est pas numéro un sur la liste des entreprises qui s'efforcent de profiter de la paresse des gens dans la cuisine.

Cependant, il existe de nombreuses façons pour lesquelles manger solide est essentiel, et de bonnes raisons de maintenir une distance stratégique par rapport aux aliments manipulés et à la perte de poids américaine standard. Par exemple, si vous n'avez pas besoin d'être gros, vous devriez certainement voir dans le reste de ce livre des moyens de faire avancer votre perte de poids et de commencer un style de vie plus avantageux.

Une autre raison de manger sainement est que vous vous exposerez aux infections en mangeant des aliments indésirables et en restant sur une alimentation américaine standard riche en graisses et en sucre. Le diabète est quelque chose qui peut être créé en raison d'une alimentation pauvre et peut souvent être traité avec une alimentation saine.

Le diabète de type II est finalement quelque chose qui peut être maintenu et contrôlé avec des habitudes alimentaires appropriées et activé par des habitudes alimentaires démunies. Si vous voulez éviter ce genre de problèmes et de complications, vous devez faire de votre mieux pour être honnête dans vos choix alimentaires.

D'autres infections peuvent également résulter d'une alimentation pauvre. Un poids sanguin élevé est courant, ainsi que d'autres maladies chroniques. L'ostéoporose est quelque chose qui peut influencer de nombreuses personnes par la suite dans la vie, car elles ne faisaient pas de bons choix alimentaires auparavant. Vous pouvez vous retrouver à souffrir d'une santé osseuse démunie, d'hypertension ou même d'un problème cardiaque problèmes. Tout cela peut être exceptionnellement exigeant pour votre corps et provoquer un étirement majeur qui peut finalement être exceptionnellement dangereux.

Si vous voulez donner l'impression que votre famille se soucie simplement d'eux, vous devriez commencer à faire des choix maintenant qui vous aideront à rester dans leur vie le plus longtemps possible. Un mauvais bien être n'est pas quelque chose qui, pour ainsi dire, vous influence. C'est aussi quelque chose qui influence les gens autour de vous. S'ils vous voient endurer à cause des mauvais choix que vous avez faits, d'une certaine manière, c'est très égoïste. Ils endurent aussi.

Actuellement, faites de votre mieux pour faire les choix qui seront les meilleurs non pas pour vous même, mais pour votre famille à long terme. Ce livre vous apparaîtra comment.

CHAPITRE 2 : COMPRENDRE VOTRE RELATION AVEC LA NOURRITURE

Au fil du temps, chacun commence à créer certaines propensions. Nous créons des propensions dans tous les domaines de notre vie. Nous créons des propensions à la propreté, des propensions à l'alimentation, des propensions au travail et toutes sortes d'autres sortes de propensions.

Quoi qu'il en soit, ils sont généralement
adorables inconscients de nos penchants jusqu'à ce qu'ils

commencent à nous influencer négativement. Et en effet, à ce moment-là, lorsque nous commençons à comprendre que nous sommes inefficacement affectés par nos propensions, il peut être extrêmement difficile de les modifier. Puisque c'est ce que j'ai, c'est comme ça.

Une propension est quelque chose que nous faisons presque sans le savoir. Nous sommes modifiés pour suivre ces propensions, et il faut une somme impressionnante de détermination pour se libérer du cycle.

Une fois que vous commencez à comprendre que votre relation avec la nourriture a tout à voir avec les propensions que vous avez créées et les propensions que vous pouvez continuer à façonner et à développer, il devient alors beaucoup moins difficile de modifier votre mentalité.

Lorsque vous réalisez l'impact et l'importance de votre avenir et que vous faites des choix positifs à propos de ces choses, cela peut vous rendre plus préparé à manger sainement et moins enclin à faire des choix qui vous affectent, vous et votre avenir.

Pour être honnête, beaucoup d'entre nous semblent considérer sombre à long terme. Nous ne voyons pas de raisons suffisantes pour modifier nos propensions car au cas où nous n'accepterions pas que nous ayons quelque chose de grand à espérer, à ce stade, peu importe que nous fassions de bons choix ou non. Nous ne voyons pas à quel point nous sommes prêts à vraiment éclaircir notre avenir pour être dans notre meilleure interface. Probablement puisque nous n'acceptons pas d'avoir le moindre contrôle sur nos vies.

Si vous vous identifiez à ce sentiment, n'ayez pas peur. Il est très commun de la rencontre humaine.

Nous sommes généralement découragés de prendre le contrôle et d'utiliser notre contrôle dès le plus jeune âge, et avons parfois cessé d'accepter que nous ayons un spécialiste au cours de nos vies, car d'autres personnes nous disent généralement quoi faire.

En tant qu'enfants, cela a du sens. Les enfants ne savent pas continuellement ce qui est le mieux pour eux. Mais cela peut dynamiser une sorte d'attitude terriblement sans défense qui nous fait passer des moments difficiles comprendre que les résultats de nos activités peuvent véritablement commencer à façonner qui nous sommes et comment nous nous montrons au monde.

C'est pourquoi il est impératif de vraiment prendre des mesures pour vous aider à l'obtenir vous même et vos habitudes alimentaires. Quand votre penchant atil commencé ? Comment avezvous formé cette propension?
Pourquoi? Quels bénéfices tirezvous de cette propension ? Quels impacts négatifs avez-vous de cette habitude ?

Posez Vous autant de ces questions que possible afin de commencer à comprendre comment il se forme simplement votre avenir avec la nourriture que vous mangez. Préparez Vous un avenir sain et plein d'énergie, ou préparez vous un avenir sombre et peut être plein de conséquences négatives pour la santé ?

Ensuite, évaluez votre sens de l'autoapprentissage. Êtes Vous compétent pour maintenir la discipline dans vos choix ? Ou est-ce une gamme où vous vous battez? Enseigner peut être gênant pour tout le monde, et si vous vous rendez compte que vous avez du mal à rester enseigné, vous feriez bien de voir de différentes manières que vous êtes simplement capable de vous dynamiser pour être une personne plus instruite à la fois honnêtement et rationnellement.

Ce n'est qu'à ce moment-là que vous aurez vraiment ce qu'il faut pour commencer un voyage d'alimentation solide. Depuis, que cela nous plaise ou non, et de terribles choix de bien être sont partout. Ils sont faciles et ils sont addictifs.

Si nous nous laissons influencer par ces mauvais choix et ne faisons rien pour changer nos penchants, à ce stade, peu importe que vous mangiez sainement dans certains cas ou non.

Les impacts négatifs seront toujours de saisir votre corps et de se tenir debout pour surgir sur vous une fois que vous vous y attendez le moins.

D'une certaine manière, manger malencontreusement est une conception autodestructrice dans laquelle une partie d'entre nous prend part. Que ce soit généralement à cause d'une faible estime de soi ou simplement parce que nous sommes découragés par notre situation et que nous n'avons aucune confiance en l'avenir, les conceptions alimentaires autodestructrices sont dangereuses. Vous devez regarder en vousmême et vraiment estimer votre vie et votre avenir.

Il existe de nombreuses façons de le faire, et si possible, vous devrez en effet faire référence à "> pour faire référence à une santé mentale compétente pour le dos. Dans certains cas, ils peuvent nous aider à voir les prédispositions et

conceptions négatives dans nos vies dont nous ne sommes pas conscients.Une fois que ceux ci sont compris et reconnus, il peut alors être beaucoup plus simple de les surmonter et de prendre les mesures dont vous avez besoin

pour faire des choix positifs.

Que vous recherchiez ou non l'aide d'un professionnel qualifié, vous pouvez faire beaucoup de choses pour modifier votre mentalité. Tant que vous comprenez que vous êtes juste louable d'un corps sain et d'un avenir positif, alors vous vous permettrez d'exiger les étapes nécessaires pour y arriver. Mais si vous ne vous sentez pas bien vous-même, ce sera beaucoup plus difficile. Dans l'ensemble, la compréhension de vous-même, de vos penchants, de vos barricades mentales et de votre discipline vous aidera dans votre voyage. Nous pouvons tous prendre des mesures chaque jour pour devenir le meilleur de nous-mêmes, et une saine alimentation est une étape extraordinaire dans cette direction. Et cela pourrait être une étape capable de franchir aujourd'hui !

CHAPITRE 3 : LES DANGERS DES TENDANCES ALIMENTAIRES

Les schémas de comptage des calories sont sauvages dans notre société de nos jours, et presque tous s'accompagnent de périls qui leur sont liés. Étonnamment, la plupart des gens qui sont frénétiques pour gagner régulièrement de l'argent ne voient pas les résultats de bienêtre à long terme de leurs articles. Ce qui les intéresse vraiment, c'est de gagner de l'argent et de faire quelque chose qui les aidera à tirer parti d'un désir désespéré dont de nombreuses personnes ont besoin pour perdre du poids de manière simple et rapide.

Il y a quelque chose que vous voulez simplement accepter si les régimes alimentaires sont quelque chose qui captive votre curiosité. Le fait malheureux de la question est qu'il n'y a aucun moyen sain de perdre du poids rapidement et sans effort sans travail et sans alimentation saine et sans exercice.

Perdre du poids peut être un excellent objectif si vous êtes costaud ou si vous manquez de bien-être et que vous souhaitez plus de polyvalence.

Nous avons tous parfois dû commencer à faire de meilleurs choix de mode de vie, ce que nous pouvons faire avec l'alimentation et le développement du corps, limités aux entreprises de confiance qui ont besoin de nous abuser pour gagner de l'argent.

Certains des modèles de manger moins sont exceptionnellement dangereux et ont des résultats de bienêtre critiques à long et à court terme. Beaucoup d'entre eux dépendent de stratégies qui nous font nous priver, ainsi que le corps de Robert, de suppléments fondamentaux. Parfois, nous assèchent en effet.

Ces sortes de habitudes alimentaires moins sont étonnamment nauséabondes. Ils profitent de personnes qui ont besoin d'être saines mais qui ne savent pas comment s'y prendre. Ils profitent d'individus, souvent de femmes en particulier, qui se désagrègent sous le poids de normes de beauté irréalistes et de femmes à qui on dit que pour avoir de l'estime, elles doivent voir d'une certaine manière.

C'est complètement infidèle. Que vous pesiez 100 livres ou 700 livres, vous avez de l'estime. Quoi qu'il en soit, l'alimentation solide est l'un des seuls véritables moyens de relancer votre système de digestion et de donner à votre corps les nutriments dont il a besoin pour travailler à sa capacité la plus élevée possible.

Si vous saccagez votre corps des vitamines et des minéraux dont il a besoin pour s'épanouir et faites confiance à une tendance diététique pour vous apprendre à perdre du poids et à avoir de l'estime alors que tout ce dont ils ont vraiment besoin est votre argent, à ce moment là, vous allez pour conclure avancez derrière la ligne à ce moment là, vous deviez commencer. La terrible vérité que presque de nombreux régimes mangent moins, c'est qu'ils font passer le corps en mode famine.

Cela peut détruire votre système digestif et vous faire prendre du poids plus rapidement à l'avenir. Ne vous laissez pas abuser par les avis promettant tout simplement de perdre du poids de manière simple et rapide. Tout cela aura un coût. Pas pour autant, mais il existe des schémas de bienêtre tels que manger moins d'hCG qui peuvent vraiment bousiller votre corps et vos hormones.

Ce qui est amusant, c'est qu'il est souvent plus difficile pour vous de perdre du poids à l'avenir parce que vous appliquez des méthodes indésirables et difficiles pour maintenir votre poids. Au cas où vous auriez besoin d'être maigre, ne croyez pas une pilule à la télévision pour vous faire maigrir. Commencez à éliminer les aliments
sucrés et préparés indésirables et remplacez les par du blé entier solide et des produits naturels naturels et des légumes qui ne présenteront pas de

produits chimiques dans votre corps, ce qui vous rendra plus difficile la perte de poids et finira par gâcher votre corps. chimie.

Il peut sembler tentant de pouvoir perdre du poids rapidement et de ne pas avoir à sacrifier les propensions alimentaires négatives que vous avez créées au cours de votre vie, mais ce n'est pas sain.

Vous vous blessez et préparez votre corps à d'autres problèmes de santé à l'avenir au cas où vous ne feriez pas attention à la façon dont vous essayez de perdre du poids.

Assurez-vous sans aucun doute que vous faites tout ce qui est en votre pouvoir pour faire des choix que vous auriez simplement besoin que d'autres personnes fassent pour ellesmêmes.

Renseignez Vous avant de vous laisser influencer par le représentant des ventes d'huile éolienne à la télévision. Examinez ces choses, car vous valez la peine de faire les choses correctement et vous méritez un avenir positif et non compliqué par les effets secondaires d'un argumentaire qui, pour ainsi dire, a besoin de votre argent et non de votre bienêtre.

CHAPITRE 4 : LA PYRAMIDE ALIMENTAIRE

La plupart d'entre nous ont probablement vu la pyramide alimentaire. En grandissant, la pyramide alimentaire a été régulièrement utilisée en règle générale pour nous donner une idée de la quantité et du type de nourriture que nous devons manger chaque jour afin de préserver un mode de vie solide.

Bien sûr, il est constamment prouvé que la pyramide alimentaire est adaptable, mais dans l'ensemble, si vous êtes en mesure de regarder la pyramide alimentaire, vous pouvez avoir une idée commune de ce qui vaut la peine de manger moins sain et nutritif.

Bien que cela puisse dans certains cas être discutable, il est toujours bon d'avoir une alimentation de base. Éventuellement un que vous venez de faire vous même. Une partie des gens diront qu'il n'est plus considéré comme la chose la plus saine à faire de manger autant de céréales que la pyramide alimentaire l'aurait recommandé.

En vérité, avec les poussées ultérieures d'infection coeliaque, une partie des gens vantent un mode de vie sans grain comme le choix le plus judicieux.

Plutôt que de dépendre de la pyramide alimentaire pour votre règle fondamentale de ce qui est sain à manger, essayez de réfléchir à votre demande de rencontres individuelles avec

nourriture et partez de là. Quelques individus sont plus avantageux avec une parcelle de grains, et quelquesuns ne le

sont pas. Utilisez votre jugement ici au mieux de vos capacités afin de pouvoir suivre les étapes dans la bonne direction pour votre bienêtre.

La pyramide alimentaire standard suggère comme suit :

Le riz, les céréales, les pâtes et le pain peuvent représenter jusqu'à 11 portions par jour.

Pour les légumes et les fruits, vous devriez avoir entre trois et cinq portions.

En ce qui concerne leurs œufs, vous en aurez deux ou trois portions par jour, étant donné que vous n'êtes pas allergique ou intolérant au lactose.

Quand il s'agit de viande et de haricots, et d'autres choses comme les noix et l'angle ou la volaille, il est prescrit d'en prendre simplement deux ou trois portions par jour.

Sans surprise, des choses telles que le sucre et la graisse et l'huile sont exceptionnellement la pointe de la. Puisque vous ne devriez avoir aucune de ces choses en surabondance. Ou peutêtre, utilisezles uniquement comme vital afin d'assurer votre mode de vie imaginable le plus avantageux.

Encore une fois, typiquement pour ainsi dire faisant référence à la pyramide alimentaire standard. En fonction de vos besoins particuliers et de vos capacités alimentaires, vous devrez peut-être ajuster ce tableau pour vous même. Mais si vous n'avez pas de besoins spécifiques, généralement la norme de la pyramide alimentaire qui peut être utilisée à votre avantage le plus important pour créer un mode de vie plus sain.

CHAPITRE 5 : COMMENT LA NOURRITURE PEUT ÊTRE VOTRE MÉDICAMENT

Tout comme ne pas manger sainement peut vous rendre malade, manger des aliments sains peut souvent guérir la maladie et soulager la souffrance.

Il peut également agir comme mesure préventive contre les maladies. En fait, tout un système de guérison appelé

Ayurveda existe en Inde depuis des milliers d'années.

 Cet ancien style de guérison est utilisé pour traiter toutes sortes de maux simplement en modifiant le régime alimentaire. La nourriture est littéralement la médecine qui a soutenu les Amérindiens pendant des siècles. Et cela peut être appliqué même aujourd'hui.

 En fait, de nombreux remèdes sont simplement des aliments sains qui ont des propriétés antiinflammatoires et la capacité de nourrir votre corps de l'intérieur. Les choix alimentaires sains sont connus pour affecter tout, de l'infection au cancer.

Et avec cet ancien art de guérison,
cela n'a jamais été aussi évident.

 Bien sûr, de nombreuses technologies
modernes n'aiment pas ces méthodes
parce qu'elles n'ont pas été étudiées
scientifiquement, mais la plupart d'entre
elles ont fait leurs preuves depuis des
milliers d'années et continueront
d'affecter le corps. Que vous croyiez
ou non aux anciens arts de la
guérison, le fait est que la nourriture
peut finalement déterminer si vous êtes
sensible ou non aux maladies. Lorsque
vous

mangez bien, votre corps est plus fort
et peut combattre les maladies et les
infections beaucoup plus facilement que
si vous

souffriez de malnutrition en suivant le régime américain standard.

 Si votre corps n'a pas assez de vitamines et de minéraux, il est presque impossible de lutter contre les conséquences négatives de la maladie. Parfois, cela peut même causer des maladies. Lorsque vous mangez des aliments non transformés malsains, certains types de ces aliments peuvent causer des maladies et vous rendre plus vulnérable à certains types de cancer. Bien que le cancer fasse encore l'objet de recherches et ne soit pas entièrement compris par la communauté scientifique pour vraiment le guérir, il existe de nombreux cas où les gens ont pu vivre longtemps et en bonne santé simplement en

changeant leurs habitudes. Une alimentation saine peut aider à réduire les symptômes de nombreuses maladies difficiles
et impossibles à traiter, comme la sclérose en plaques.

Tant que vous vous assurez que tout ce que vous mettez dans votre corps est nutritif et fournit à vos organes et cellules tout le carburant et les ressources dont ils ont besoin pour garder votre corps fort, ils continueront à le faire. Et ils le font au mieux de leurs capacités.

 Cependant, si vous sabotez activement votre corps, ils ne pourront pas riposter comme s'ils recevaient suffisamment de nourriture. C'est pourquoi il est si important que vous fassiez attention à la façon dont vous nourrissez votre corps. Si vous ne faites pas des choix actifs et éclairés concernant votre alimentation, vous pourriez le regretter.

CHAPITRE 6 : LES BIENFAITS POUR LA SANTÉ DE LA CONSOMMATION DE LÉGUMES

Les légumes sont l'un des aliments les moins consommés, surtout lorsqu'il s'agit de l'alimentation américaine typique. La plupart des gens ne comprennent pas à quel point il est important de fournir au corps des vitamines et des minéraux que seuls les légumes et les fruits peuvent fournir. Parfois, les gens considèrent les légumes comme un moyen d'améliorer leur beauté, mais lorsqu'il s'agit d'améliorer leur santé, ils deviennent un peu indifférents.

Mais maintenant que vous êtes ici et que vous lisez ce livre, vous pouvez supposer que vous êtes prêt et capable de réfléchir aux raisons pour lesquelles il est important de manger vos légumes. Voici quelques unes des meilleures

raisons de vous donner des légumes dans votre alimentation quotidienne. Tout d'abord, le corps a besoin de fibres pour éliminer les déchets en excès. Si les déchets ne peuvent pas être trouvés et éliminés ensemble, ils restent coincés

dans le corps et peuvent contribuer à
la prise de poids et à d'autres
complications potentielles.

 La fibre est également très
importante pour d'autres raisons.
Cela peut vous aider à éviter
l'hypercholestérolémie et même à
prévenir les maladies cardiaques,
ou du moins à réduire vos risques
de les développer.

 L'acide folique se trouve également
dans les légumes, et lorsque vous
donnez cette substance à votre corps,
il peut fabriquer vos globules rouges.
Il peut être très important pour

prévenir l'anémie et peut être très utile, en particulier pour les femmes qui ont tendance à avoir besoin de cette substance pendant la grossesse et les menstruations.

Les légumes sont également naturellement riches en de nombreuses vitamines, telles que les vitamines A et C, qui aident à combattre les infections et à maintenir le corps en bonne santé. Cela peut vous aider à accélérer le processus de guérison et absorber le fer, une autre façon de combattre et de prévenir l'anémie. Les vitamines sont riches en potassium, ce qui est très utile car cela prévient

l'hypertension artérielle.

Il a été démontré que les légumes

réduisent le risque d'accident

vasculaire cérébral et d'autres

complications cardiaques. Ils

peuvent prévenir la formation de

calculs rénaux et prévenir les

fractures osseuses.

Manger des légumes est un excellent

moyen de lutter contre le diabète de

type 2 et l'obésité.

Non seulement cela, mais cela peut

vous aider à rester fort dans votre

lutte contre le cancer et la prévention

du cancer. L'une des qualités les plus

intéressantes de la consommation de légumes est peut être qu'ils sont très faibles en gras et certainement pas riches en calories.

Cela signifie que vous pouvez manger autant de légumes que vous le souhaitez sans trop vous soucier de la prise de poids. Manger des légumes est un excellent moyen de réduire la faim et de se concentrer sur un mode de vie sain.

Il y a tellement de bonnes choses à propos des légumes. Il est surprenant qu'ils soient si rares dans l'alimentation américaine.

L'un des meilleurs moyens d'éviter les aliments transformés contenant du gras, du sucre et du sel est de sortir d'abord de l'épicerie.

Allez à la section des produits frais, en faisant des choix conscients pour fournir à votre corps des légumes frais sains au lieu d'acheter des pâtes et d'autres aliments transformés pauvres en légumes vraiment nutritifs. Une alimentation saine commence par les choix nutritionnels du corps, et peu de choses sont plus nutritives que les légumes.

En raison d'habitudes alimentaires malsaines et mauvaises au début de la vie ou même auto imposées, nous pouvons souvent perdre notre goût pour les aliments sains, mais il est facile de se remettre sur la bonne voie. Prenez du temps dans votre vie pour les légumes. Ils peuvent prendre un peu plus de temps à préparer, mais les avantages en valent la peine.

CHAPITRE 7 : LES BIENFAITS POUR LA SANTÉ DE MANGER DES FRUITS

Il est regrettable mais de notoriété publique que les personnes qui suivent le régime américain standard ne mangent pas assez de fruits. Les fruits qu'ils mangent sont généralement en conserve ou saturés de sucre. Le sucre et les fruits ajoutés annulent définitivement tous les bienfaits pour la santé que la consommation de fruits à l'état naturel peut apporter au corps.

Manger trop de fruits peut entraîner des complications, surtout si vous souffrez de diabète. Les fruits contiennent beaucoup de sucres naturels et le jus vous donne beaucoup de sucre sans beaucoup de fibres, ce qui peut donner un excès au corps. La fibre contenue dans les fruits est l'une des choses qui les rend les plus sains et aide le corps à réduire les maladies cardiaques et à prévenir la constipation. Non seulement cela, mais les aliments riches en fibres comme les fruits et les légumes sont également très bénéfiques pour la gestion du poids car ils vous aident à vous sentir rassasié avec moins de calories. Non seulement cela, mais les fruits contiennent également de nombreuses vitamines et minéraux, en particulier les agrumes en ce qui concerne la vitamine C.

La vitamine C est une centrale électrique lorsqu'il s'agit de guérir le corps, et si vous avez besoin de quelque chose pour aider à garder vos dents et vos gencives en bonne santé, les fruits riches en vitamine C sont sûrs de vous aider.

Une autre chose que les fruits aident le corps à réaliser est la prévention des accidents vasculaires cérébraux et des calculs rénaux. Les fruits sont très utiles pour soutenir le corps et prévenir et combattre les troubles tels que les maladies de la peau et les problèmes cardiaques. Les fruits peuvent être l'un des moyens les plus sains de vous aider à obtenir de l'énergie supplémentaire et à éliminer les envies de sucre que vous pourriez ressentir lorsque vous essayez d'éliminer les aliments malsains de votre alimentation.

Tant que vous n'en faites pas trop avec vos fruits, comme les jeter dans

un mixeur et consommer des quantités
ridicules de sucre, vous pouvez avoir
une collation saine qui satisfait votre
dent sucrée si vous êtes prêt à
l'utiliser. l'énorme pouvoir
du fruit.

 Si vous êtes intéressé par les bienfaits
des aliments pour la santé, les fruits et
les légumes ont une tendance naturelle
à aider votre peau à briller et à
paraître beaucoup plus hydratée et
nourrie. Les fruits et les légumes sont
riches en antioxydants, en vitamines et
en minéraux qui donnent à votre corps
l'hydratation dont il a besoin pour
garder votre
peau et votre apparence saines. Il peut

aider vos cheveux à devenir plus doux
et plus sains et à garder votre peau
jeune. Les fruits peuvent même vous
aider à arrêter l'acné en gardant
votre corps propre des déchets qui
traversent vos pores et en hydratant
votre peau. Les fruits sont parfaits
pour garder votre corps hydraté en
raison de leur forte teneur en eau et
vous commencerez rapidement à voir
les avantages et cet aspect.

Non seulement cela, mais les fruits
sont particulièrement bons pour la
digestion. Grâce à sa teneur élevée en
fibres, il aide à lier les déchets et aide
le corps à se débarrasser des choses

qui pourraient autrement causer des problèmes.

Par conséquent, les fruits et légumes peuvent également vous aider à perdre du poids. Au lieu de laisser les déchets se décomposer et être stockés sous forme de graisse, le corps les élimine avant qu'ils ne l'atteignent.

Les fruits sont un autre excellent moyen de combattre et de prévenir les maladies, même le cancer. Certains fruits comme les pommes aident à prévenir l'asthme. D'autres peuvent réduire considérablement le cholestérol. Les raisins, en particulier les raisins à peau rouge, sont également connus pour être utilisés dans la lutte contre le cancer. Ils aident également à combattre les problèmes oculaires et rénaux. Si vous souffrez d'une infection, les baies sont particulièrement utiles. Ils sont riches en antioxydants.

Assurez Vous simplement de manger des fruits et des légumes qui n'ont pas été traités avec des pesticides commerciaux, car ils peuvent absorber ces produits chimiques et rendre plus difficile la perte de poids et causer des

problèmes dans le corps. Vous pouvez même manger des fruits secs pour remplacer les collations malsaines et sucrées et fournir à votre corps une collation sucrée assez nutritive. Soyez conscient de la teneur en sucre des fruits secs, car parfois les sucres ajoutés transforment cette friandise saine en quelque chose qui vous aidera finalement à perdre du poids.

Cependant, si vous mangez des fruits de manière saine et régulière, les fruits peuvent vous aider à perdre du poids. Tant que vous n'avez pas mangé trop de sucreries, la teneur en fibres et en eau des fruits aide votre corps à se sentir rassasié et nourrit vos cellules et vos organes. La teneur en fibres et en eau vous aidera à vous débarrasser des problèmes d'obésité et vous ressentirez généralement un énorme changement dans votre niveau d'énergie.

Vous pouvez utiliser cette énergie pour faire de l'exercice et travailler plus dur pour mener une vie saine. Cela peut être particulièrement efficace si vous remplacez la malbouffe sucrée par des fruits plus sains, poursuivant votre chemin vers une

meilleure santé et un meilleur bien-être.

CHAPITRE 8 : LA MEILLEURE VIANDE À MANGER POUR UNE VIE SAINE

La viande est généralement considérée comme l'un des aliments de base les plus importants dans les emails, mais vous pourriez être surpris de constater que certaines viandes sont en fait plus saines que d'autres. Bien sûr, nous connaissons la différence entre la viande rouge et la viande blanche. La viande rouge est plus souvent associée à des problèmes de santé et des problèmes d'artères coronaires, tandis que la viande blanche est généralement considérée comme moins grasse et plus saine.

 Certaines personnes pourraient être surprises d'apprendre qu'il y a d'autres choses qui rendent les muscles malsains. Des questions comme ce qu'ils sont nourris pendant que les animaux sont encore en vie et les antibiotiques et les hormones qui peuvent leur être injectés pour les faire grandir plus vite ou produire plus de lait, du moins dans le cas des vaches. Ces types d'hormones finissent par ronger la chair et peuvent causer des problèmes dans notre propre corps. Si nous ne sommes pas conscients des choix que nous faisons lors du choix de nos aliments, ils peuvent entraîner une mauvaise santé à l'avenir, y compris, mais sans s'y limiter, le cancer et les changements hormonaux qui peuvent être assez débilitants.

Cependant, si vous vous assurez que votre viande provient de sources saines et que vous ne nourrissez pas les animaux avec des stéroïdes et des antibiotiques supplémentaires, vous êtes déjà en avance sur la partie. Sinon, essayez de rechercher des endroits locaux où vous pouvez obtenir de la viande qui n'est pas gâtée par des normes industrielles dangereuses.

Cependant, même en considérant des choix de viande sains, certaines viandes sont plus saines que d'autres. Le poisson est l'une des viandes les plus saines que vous puissiez manger, surtout si vous essayez de perdre du poids. Le poisson est maigre et riche en nutriments. Cependant, vous devez faire attention à la source du poisson.

 Certains poissons sont élevés dans des conditions insalubres, tandis que d'autres peuvent provenir de zones susceptibles d'être contaminées par le mercure. Par conséquent, les femmes enceintes ne doivent pas manger de poisson ou de crustacés. Mais trouver une source saine de poisson peut être très bénéfique pour votre corps. Le poisson est riche en acides gras oméga 3, qui aident le fonctionnement du cerveau et la mémoire.

Globalement, les Oméga 3 sont très demandés et l'organisme en a besoin pour fonctionner au maximum de son efficacité, notamment sur le plan intellectuel.

Un autre excellent choix est le poulet élevé dans un bon environnement. Le poulet est riche en protéines. En fait, il a la teneur en protéines la plus élevée de tous les muscles. Ils sont généralement élevés dans de bonnes conditions ou au moins nourris avec un régime qui ne cause pas de problèmes au corps humain de la même manière

que de nombreux animaux
d'élevage.

Cependant, si vous mangez de l'herbe
et de la viande d'un fournisseur fiable,
cela peut également être un excellent
choix. Si vous allez manger du poulet
biologique, il est généralement moins
probable que ces animaux aient été
élevés avec des cancérigènes
dangereux.

Les poulets élevés de manière
conventionnelle sont généralement
nourris avec des aliments favorisant la
croissance, ce qui peut causer de
graves problèmes de santé aux poulets

euxmêmes et aux personnes qui les mangent.

Ils reçoivent également de grandes quantités d'antidépresseurs et d'analgésiques, parfois même de l'arsenic et de la caféine.

Il est dangereux de manger beaucoup de viande élevée de manière conventionnelle, mais si vous pouvez trouver un bon fournisseur, cela en vaut vraiment la peine.

La dinde est une autre bonne viande car elle est riche en sélénium. Il est excellent pour le corps, notamment parce qu'il peut

aider à éliminer les radicaux libres
et autres substances toxiques.

 Cependant, encore une fois, vous
voulez vous assurer que votre viande
provient de sources fiables, car la
norme pour les poulets et les dindes
élevés de manière conventionnelle est
qu'ils sont traités de la même manière
et

nourris avec des produits chimiques
dangereux qui accélèrent leur
croissance et finissent par contaminer
les humains. corps avec ces produits
chimiques. Manger de la viande peut
être très bon pour votre corps tant
que

vous ne mangez pas de viande
provenant de méthodes agricoles
conventionnelles dangereuses. Les
produits chimiques auxquels ces
animaux nous exposent souvent sont
très dangereux tant pour les animaux
euxmêmes que pour les personnes qui
les consomment. Si vous voulez
manger sainement et perdre du poids,
il est préférable d'éviter les produits
chimiques qui peuvent rester dans le
corps et empêcher la perte de poids.

Même si vous ne voulez pas perdre
de poids, manger sainement signifie
éviter tout ce qui peut être dangereux
pour le corps, comme les hormones et
les produits chimiques qui perturbent
nos systèmes délicats.

Heureusement, il existe de nombreuses sources de viande saine, que vous souhaitiez déguster de la volaille, du bœuf

ou même de l'agneau. Il existe des moyens de me faire grandir sainement et éthiquement pour satisfaire vos désirs potentiels.

CHAPITRE 9 : LES DANGERS DES ALIMENTS TRANSFORMÉS

Cela ne devrait surprendre personne

que les aliments transformés soient

dangereux. Ce qui est surprenant, cependant, c'est que malgré les ravages qu'ils causent sur nos corps et nos esprits, ils sont toujours autorisés sur les étagères. Manger des aliments malsains n'est pas un choix personnel de certaines personnes.

Parfois, avec la façon dont l'économie fonctionne, les pauvres doivent recourir aux aliments transformés parce que c'est un moyen bon marché et facile de nourrir une famille nombreuse avec un budget restreint.

Le plus difficile est que ces aliments finissent par causer des problèmes médicaux qui coûtent encore plus cher que de nourrir une famille nombreuse avec des options saines et durables. En fin de compte, les gens avec peu d'argent semblent souffrir.

Même si vous n'avez pas à nourrir votre famille avec un budget minime, les aliments transformés sont tout simplement malsains. Une partie de ce qui les rend addictifs est leur teneur élevée en matières grasses et en sucre.

Ce sont souvent des aliments en boîte qui contiennent des pâtes et qui sont exceptionnellement riches en sucre. Trop de sucre est dangereux en général, mais surtout pour les personnes sujettes au diabète de type 2. Si vous consommez du sucre et en grande quantité, vous finirez par surcharger votre corps et non seulement vous prendrez plus de poids que prévu, mais vous développerez également des problèmes de santé.

Le sucre peut accélérer la progression du diabète en provoquant le développement d'une résistance à l'insuline, ce qui rend finalement difficile, voire impossible, le contrôle de la glycémie.

Manger trop de ces aliments, comme à chaque repas ou au moins tous les jours, aura inévitablement un effet négatif.

Consommer régulièrement cette grande quantité de matières grasses et de sucre peut entraîner des

le diabète et l'obésité, qui sont de notoriété publique, ainsi que les maladies cardiaques et même le cancer. Ceci est extrêmement dangereux et les aliments transformés doivent être évités à tout prix.

Un autre danger lié à la consommation d'aliments transformés est qu'ils ne créent pas seulement une dépendance, ils sont hautement artificiels. La plupart des ingrédients de ces aliments ne nourrissent pas le corps. Au contraire, ils nous font nous sentir rassasiés, privant notre corps des nutriments vitaux nécessaires pour fonctionner sainement.

Si nous mangeons un régime de merde au lieu d'aliments nutritifs, nous finissons par nous ridiculiser. Nous ne pensons pas correctement, nous n'agissons pas correctement et nous n'agissons pas de la manière la plus élevée. Toutes ces choses sont très nocives et peuvent entraîner une mauvaise coordination et même une dépression.

À un certain niveau, nous savons tous que les aliments transformés ne sont pas aussi sains que les aliments que

nous devrions manger régulièrement.
Notre corps le sait, même si notre
esprit n'en est pas conscient. Et nous
souffrons à

cause de cela. Nous sommes
stressés à ce sujet. Lorsque nous
mangeons des aliments malsains, que
nous en soyons dépendants ou non,
notre corps le sait. Et que ce soit un
événement subconscient ou non,
nous nous punissons souvent. Nous
savons que nous faisons quelque
chose de mal. Nous sommes
choqués et attristés par cela, bien
que nous y soyons actuellement
confrontés.

Les aliments transformés sont également riches en colorants artificiels qui se sont avérés hautement cancérigènes. Lorsque nous mangeons des aliments de couleur unie, nous ingérons principalement la couleur. Aimeriez-vous manger de la couleur de cheveux? Pas assez. Mais ces types de produits chimiques sont utilisés dans votre alimentation. Ils restent dans votre corps et ne sortent pas. Ils lubrifient vos organes de l'intérieur. Ils sont très dangereux et peuvent causer le cancer.

Il est aussi plein de conservateurs. Les aliments transformés durent très longtemps en rayon. Plus longtemps que ce qui est sain et normal. Aucune bouteille de lait typique ne durera des mois. Il fonctionnerait et s'écraserait. Il en va de même pour les fromages et pour les autres aliments de longue conservation.

 La durée de conservation est importante pour les entreprises, car elles peuvent gagner plus d'argent si leurs aliments restent plus longtemps sur les étagères. Ils feront n'importe quoi, peu importe ce qui est plus sain que le corps humain, pour s'assurer qu'ils gagnent le plus d'argent possible. Les conservateurs contiennent souvent des produits chimiques malsains et non naturels et des quantités excessives de sel. Ni l'un ni l'autre n'est bon pour le corps.

Les aliments transformés peuvent causer des problèmes cardiaques et de l'hypertension car ils contiennent trop de sel. L'hypertension artérielle est courante chez les personnes qui vivent d'aliments transformés, et l'obésité et les crises cardiaques sont les principales causes de décès en Amérique du Nord.

Cela a tout à voir avec le régime alimentaire américain standard. Le plus triste, c'est que même si vous savez que c'est malsain, les produits chimiques et la teneur élevée en sucre et en graisse rendent ces aliments transformés très addictifs.

Le corps commence à en avoir envie et cela peut être presque aussi dangereux que la toxicomanie. Dépendre d'aliments qui ne sont ni nutritifs ni sains peut avoir des conséquences à long terme sur votre santé et votre développement.

Une autre façon dont les aliments transformés contribuent à l'obésité est que nous les digérons trop rapidement par rapport aux aliments sains et riches en fibres. Si nous digérons ces aliments rapidement et qu'ils ne nous rassasient pas parce que nous n'obtenons pas les fibres qui nous font nous sentir rassasiés, nous ne dépensons même pas autant d'énergie que si nous digérions des aliments sains.

 Cela signifie que nous mangeons plus et digérons moins, ce qui entraîne une prise de poids rapide et rapide. Si vous suivez un régime riche en aliments transformés, votre corps brûlera beaucoup plus de calories. Vous brûlerez beaucoup plus de calories si vous mangez des aliments sains, enticrs et riches en fibres.

 Malheureusement, cela signifie que les personnes qui vivent et prospèrent grâce à un régime alimentaire composé d'aliments transformés finissent par prendre du poids, qu'elles le veuillent ou non. Et ils ne vous donnent pas autant d'énergie parce qu'ils ne sont pas nutritifs. Vous vous sentirez probablement fatigué, léthargique et trop rassasié parce

que vous mangez beaucoup plus de ces aliments sucrés malsains sans vous sentir rassasié ou satisfait.
 Les aliments transformés ne se métabolisent pas correctement dans notre corps. Ils grossissent rapidement. Non seulement cela, mais ils ont beaucoup de graisse. Ils sont souvent pleins de graisses et de sucres cachés. L'huile végétale est l'un des principaux ingrédients de bon nombre de ces aliments transformés, ainsi que le sirop de maïs à haute teneur en fructose,

qui est l'un des principaux responsables de la prise de poids.

 Si tous les aliments transformés sur les étagères contenaient du sirop de maïs à haute teneur en fructose, et la plupart en contiennent, il n'est pas étonnant que l'Amérique du Nord soit confrontée à la pire épidémie d'obésité de l'histoire du monde.
Les huiles hydrogénées sont très malsaines car elles ne se décomposent pas.

 Ils restent dans votre corps et se combinent avec les cellules graisseuses. Ces huiles rendent beaucoup plus difficile la combustion des graisses. Ils sont plus difficiles à éliminer et ce type de graisse tenace peut conduire très rapidement à l'obésité. Les ingrédients alimentaires transformés manquent de la plupart des valeurs nutritionnelles dont les humains ont besoin pour fonctionner au mieux. Nous avons besoin des fibres, des vitamines et des minéraux présents dans les vrais aliments avant de pouvoir vraiment prospérer.

Si vous trouvez que vous ne pouvez pas éviter complètement les aliments transformés, vous devriez au moins les manger avec modération. Ils sont dangereux. Ils peuvent nous rendre léthargiques, irritables et généralement malheureux.

Nos attitudes peuvent passer du positif au négatif lorsque nous abandonnons une alimentation saine et finissons par ne manger que des aliments transformés trop sucrés, trop gras et malsains.

Notre corps a besoin de nourriture. La chose la plus simple et la plus bénéfique que vous puissiez faire pour vous même est de fournir à votre corps cette nutrition. Changer de routine, comme vivre avec des aliments transformés, peut être difficile à s'habituer et peut parfois être très frustrant.

Vous devez passer beaucoup plus de temps dans la cuisine à cuisiner et à prendre en compte votre santé et votre nutrition. Mais au final, manger des aliments transformés peut vous tuer et vous déchirer. En fait, vous consommez des

toxines et évitez les aliments qui peuvent agir comme antioxydants, ce qui vous donne une chance de débarrasser votre corps des déchets.

Les aliments transformés sont les mêmes que la malbouffe. Ils ne sont pas différents. Ils sont plus sains que la malbouffe. Ce sont des collations déguisées. Pour être en bonne santé et se sentir en bonne santé, éviter à tout prix les aliments transformés est la première et la plus efficace des mesures que vous puissiez prendre. Ne vous laissez pas berner par l'emballage qui prétend que ces aliments sont sains. Ils sont saturés de gras, de sucre et de sel et n'ont rien pour nourrir

votre corps. Faites ce que vous pouvez pour changer la façon dont vous comptez sur les aliments transformés. Manger sainement est facile et possible si vous pouvez vous le permettre.

Rappelez Vous simplement la stratégie consistant à parcourir l'épicerie pour ramasser des produits frais et de la viande au lieu de marcher dans des allées pleines d'emballages dangereux et tentants qui cachent les dangers des aliments transformés.

CHAPITRE 10 : ASSEMBLEZ TOUT AVEC LA PLANIFICATION DES REPAS

La planification des repas peut être l'un des aspects les plus importants du développement d'un mode de vie sain. Lorsque nous ne pouvons pas imaginer l'avenir de notre alimentation, il peut être très facile de céder à la nourriture malsaine dont nous sommes devenus dépendants. Surtout quand on a tendance à les manger au lieu de manger les aliments qui nous nourrissent.

La planification des repas est tout un travail. Cela peut être un peu effrayant, surtout pour ceux qui souffrent de désorganisation. Si vous avez du mal à planifier vos repas, ne vous inquiétez pas. Que vous soyez créatif dans la cuisine ou non, il existe de nombreuses façons amusantes et faciles de commencer à planifier vos repas.

Vous pouvez acheter de nombreux forfaits de plans de repas. Beaucoup d'entre eux ont la possibilité de commander des boîtes de cuisson remplies d'aliments frais et contiennent des recettes que vous pouvez utiliser. Cela peut être très utile si vous n'êtes pas habitué à cuisiner, ce qui est souvent le cas. Surtout lorsque de mauvaises habitudes alimentaires et un horaire de travail chargé font qu'il est difficile de trouver du temps pour des repas sains et nutritifs. La première étape de la planification des repas est la recherche. Si vous allez récupérer, vous devez examiner vos options.

La recherche de recettes est le meilleur endroit pour commencer. Rassembler un classeur rempli d'aliments sains que vous voulez essayer peut être à la fois amusant et éducatif. Cela ouvrira votre esprit à différents aliments que vous avez peutêtre méprisés ou vous apprendra des choses que vous ne saviez pas auparavant.

Les recettes peuvent être très merveilleuses. Surtout si vous êtes intéressé par les nouvelles découvertes.

La cuisine peut être difficile à apprendre, mais une fois que vous aurez compris, vous serez surpris de la liberté dont vous
disposez pour créer des repas sains et délicieux !

 Consultez des livres de recettes et des magazines et obtenez une collection de recettes que vous voulez essayer. Commencez par les choses qui vous semblent les plus délicieuses et les plus nutritives, et si vous débutez en cuisine, vous pouvez également opter pour les choses qui vous semblent les plus faciles. Ensuite, vous devez organiser vos recettes de manière simple et

facile à naviguer. Si vous vous sentez dépassé par le manque d'organisation,
cela rend la planification des repas beaucoup plus difficile.

Lorsque vous démarrez une nouvelle habitude, vous voulez vous assurer que tout est aussi simple que possible. Trop de changements à la fois peuvent stresser votre système, et vous devriez toujours essayer de faire de petits changements simples jusqu'à ce qu'ils deviennent une nouvelle habitude.

Assurez-vous qu'ils sont facilement disponibles afin que vous puissiez commencer à cuisiner facilement. Si vous utilisez un cartable, vous devriez envisager de plastifier les côtés ou d'utiliser des manchons en plastique pour éviter qu'ils ne soient affectés par l'eau ou d'autres contaminations alimentaires lorsqu'ils sont utilisés dans la cuisine.

Lors de l'organisation des recettes, il serait utile de les organiser par petit déjeuner, déjeuner, dîner et collations. Cela permet de trouver facilement les bonnes recettes lorsque vous commencez à cuisiner. Si tu veux, tu peut même organiser le dossier par jours de la semaine et planifier les repas pour chaque jour et imprimer le dossier de cette façon.

Il existe de nombreuses façons d'organiser vos recettes. Faites intuitivement ce qui a le plus de sens pour vous. Ne vous forcez pas à rejoindre une organisation qui ne fonctionne pas pour vous. Au lieu de cela, faites ce qui vous convient le mieux dans votre vie.

Assurez-vous de prendre le temps de rechercher régulièrement de nouvelles recettes qui se démarquent de vous pour garder le jus créatif qui coule et votre cuisine passionnante. Vous pouvez essayer de nombreuses recettes différentes et plus vous en essayez, plus votre voyage vers une alimentation saine sera intéressant !

Ensuite, vous devriez regarder des logiciels comme Microsoft Office Excel pour vous aider à organiser votre planification de repas. Excel propose de nombreux modèles pour vous aider à planifier vos repas par jour, heure de la journée et semaine. Cela peut être une ressource très précieuse !

Si vous ne souhaitez pas utiliser Excel, vous pouvez également télécharger des applications sur votre téléphone, tablette ou autre appareil pour vous aider à mieux utiliser votre temps et vos ressources.

Vous pouvez même emprunter la voie à l'ancienne et acheter un ordinateur portable spécialement conçu pour la planification des repas. Il s'agit d'une étape importante pour s'assurer que les repas sont organisés et facilement accessibles.

Faire un plan de repas est très utile dans votre cheminement vers une alimentation saine. Construire de bonnes habitudes demande du temps et de la patience, et il est inévitable que vous fassiez une erreur quelque part en cours de route.

Mais cela ne signifie pas que vous devez rester bloqué ! En fait, cela signifie simplement que vous devez vous ressaisir et continuer d'essayer, car abandonner est beaucoup plus facile que de s'en tenir à vos plans. Une chose qui peut vraiment aider à la planification des repas est de garder un thème. Par exemple, beaucoup de gens ont certains thèmes, comme Taco Tuesday ou un autre jour réservé à un certain type de nourriture. Si vous pensez que cela vous aiderait à rester sur la bonne voie, copiez ce type de planification de repas.

Ceci est fait pour une raison car cela fonctionne et aide à garder les choses simples et fluides.

Il peut être très fastidieux de devoir faire beaucoup de planification et de préparation chaque semaine ou chaque mois, donc si vous voulez garder les choses simples, cela peut être une bonne façon de le faire. Vous pourriez avoir un thème alimentaire toutes les deux semaines, par exemple Taco Tuesday un soir et peutêtre Rice and Veggie Tuesday le lendemain soir, et alterner entre eux. Il n'y a pas de mauvaise façon de planifier vos repas. Vous devez suivre.

Sans suivi, tout le reste devient inutile et compliqué. Quelque chose qui peut vraiment vous aider à réussir dans la planification des repas est la responsabilité. Si vous dites à quelqu'un qui vous connaît et qui se soucie de vous que vous essayez de planifier vos repas, demandezlui s'il serait prêt à vous aider à respecter votre routine.

Ils peuvent vous aider en vous posant des questions sur la façon dont les choses se passent et si vous restez sur la bonne voie ou non. Ils peuvent également vouloir vous encourager et vous encourager dans vos efforts. Peu importe comment ils vous soutiennent, ils peuvent être très enrichissants pour vous deux. Si ce sont des gens positifs et encourageants, il peut être bon de

savoir que vous avez des gens dans votre coin qui veulent vraiment que vous réussissiez. Assurez Vous simplement d'éliminer les personnes toxiques qui vous rabaissent, attirent l'attention sur vous
ou vous donnent l'impression que vous avez du mal à atteindre vos objectifs.

Bien sûr, les commentaires constructifs peuvent être très utiles, mais si vous ne recherchez pas dc commentaires constructifs, ils peuvent parfois être toxiques. Assurez-vous de comprendre la différence entre une personne toxique se faisant passer pour une personne de soutien et une personne de soutien qui veut vraiment que vous réussissiez.

Une autre façon de prendre ses responsabilités est de prendre ses responsabilités personnelles. La responsabilité personnelle peut être atteinte par le journalisme et l'assurance. Vous parler de vos objectifs et de ce que vous faites en interne ou à haute voix peut être un bon moyen de vous aider à vous concentrer et à vous demander si vous faites les choses que vous espérez accomplir.

Si vous constatez que ce n'est pas le cas, au lieu de vous en vouloir, réfléchissez à vos obstacles et avancez au fur et à mesure que vous commencez à les découvrir. La seule façon d'échouer est de ne pas essayer. Si vous essayez, tout finira par se mettre en place parce que vous faites des efforts et créez des changements positifs dans votre vie.

La journalisation est utile pour de nombreuses raisons. Vous pouvez les utiliser pour enregistrer ce que vous avez mangé, quand et combien. Cela vous donnera une bonne idée de ce que vous pouvez raisonnablement attendre de vous même. Les choses qui ne vous plaisent pas doivent être traitées et prises en compte. Mais au lieu d'être en colère contre vous même pour ne pas être pointilleux tout de suite, rappelez vous qu'il s'agit d'un processus et que vous devez y aller doucement.

Au lieu de changer complètement votre routine et de planifier chaque repas du mois prochain même si vous ne l'avez jamais fait auparavant, commencez plutôt lentement en simplifiant un ou deux repas par semaine, puis ajoutez progressivement le reste au fur et à mesure que vous vous sentez à l'aise.

avec le processus. Faites en quelque chose qui

ne choquera pas votre système. Le changement progressif est le plus durable. Et tenir un journal de vos expériences vous aidera à découvrir vos pensées intérieures sur le processus et les choses que vous ne saviez peut-être même pas qui vous retenaient.

Vous commencerez à percevoir des modèles dans votre comportement et peut être à prédire quand vous pourriez être tenté de dévier de votre chemin et pourquoi. Si vous pouvez identifier ces points de déclenchement, il sera plus facile de les éviter à l'avenir. La planification des repas peut être très amusante et excitante. Même si vous n'êtes pas du genre à apprécier ce type d'organisation, il peut être très utile de réfléchir à ce que vous mettez dans votre corps et de prendre les mesures nécessaires. Tout le monde mérite la chance de devenir la version la plus saine et la plus saine d'euxmêmes, et avec la planification des repas et une bonne dose d'estime de soi, vous serez sur la bonne voie pour manger sainement.

conclusion

Commencer une alimentation saine peut être très difficile, surtout si vous n'avez pas été en mesure de développer de saines habitudes alimentaires depuis votre plus jeune âge. Cependant, il n'est pas impossible de devenir une personne en meilleure santé et plus active.

Heureusement, nous nous réveillons vivants tous les jours et la respiration est le jour où nous pouvons commencer à nous guérir et à avancer dans la vie.

Devenir la meilleure version de vous
même peut sembler effrayant au début,
mais lorsque vous réalisez que chaque
choix

que vous faites affecte votre vie, qu'il
soit positif ou négatif, il devient
beaucoup plus facile de voir le cours
de vos actions

avant qu'elles ne reviennent vous hanter.
nous hantent.
Les mauvaises habitudes alimentaires

sont définitivement des choix qui

reviennent nous hanter. Si nous ne

faisons pas attention, nous commençons

à développer des problèmes de santé

plus tard dans la vie parce que nous

ne savions pas ce que nous mettions

dans notre corps quand nous étions

plus jeunes. Manger sainement et faire

de l'exercice est le seul moyen de créer
un corps et un esprit sains et heureux.

Nous devenons fous et anxieux lorsque
nous sommes coincés dans nos maisons
toute la journée, ne mangeant que des
aliments transformés riches en sucre et
en matières grasses, et assis à regarder
la télévision sans faire d'exercice. Le
régime américain standard est dangereux
et coûte la vie aux gens. Ne vous
laissez pas devenir une de ces
personnes. Au lieu de cela, faites les
choix que vous devez faire pour
vraiment vous améliorer et devenir la
meilleure version de vous même
possible. Faites des choix qui rendront

votre famille fière et leur donneront votre
présence dans leur vie pour les années
à venir.

 Si nous ne prenons pas soin de
nous, c'est en fait très égoïste. Nous
sommes entourés de personnes qui se
soucient profondément de qui nous
sommes et de la valeur que nous
apportons à leur vie, que nous en
soyons conscients ou non. Tout le
monde mérite la possibilité de prendre
le contrôle de son avenir et de créer
un changement positif qui lui sera
bénéfique pour les années à venir.
Une alimentation saine n'est qu'une
des nombreuses façons de vous

soigner et de préparer votre esprit et votre corps pour l'avenir. Si vous voulez être indépendant et actif aussi longtemps que possible sans accumuler des milliers et des milliers de dollars en frais médicaux et autres dépenses, manger sainement est quelque chose que vous devriez commencer le plus tôt possible.

Sinon, cela deviendra inévitablement votre vie à la fois matériellement et physiquement. En lisant ce livre et en utilisant les informations qu'il contient, vous êtes maintenant mieux préparé à faire le premier pas vers un mode de vie sain.

La planification de vos repas et la sensibilisation aux raisons pour lesquelles il est important de faire des choix alimentaires sains amélioreront grandement votre qualité de vie maintenant et dans les années à venir. Tout ce que vous avez à faire est de vous y tenir et vous commencerez tout de suite à voir les effets positifs d'une alimentation saine sur la santé !

Tout ce que vous avez à faire est d'essayer. Tu peux le faire!

www.ingramcontent.com/pod-product-compliance
Lightning Source LLC
Chambersburg PA
CBHW070811260726
48660CB00005B/1810